CONGRÈS DE GYNÉCOLOGIE, D'OBSTÉTRIQUE & DE PÆDIATRIE

DE BORDEAUX (1895)

DE

L'ECTOPIE PELVIENNE CONGÉNITALE

DU REIN

EN GYNÉCOLOGIE ET EN OBSTÉTRIQUE

Par M. GOULLIOUD, de Lyon

BORDEAUX

IMPRIMERIE DE G. DELMAS

10, RUE SAINT-CHRISTOLY, 10

1896

CONGRÈS DE GYNÉCOLOGIE, D'OBSTÉTRIQUE & DE PÆDIATRIE

DE BORDEAUX (1895)

DE

L'ECTOPIE PELVIENNE CONGÉNITALE

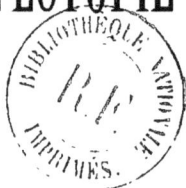

DU REIN

EN GYNÉCOLOGIE ET EN OBSTÉTRIQUE

Par M. GOULLIOUD, de Lyon

BORDEAUX

IMPRIMERIE DE G. DELMAS

10, RUE SAINT-CHRISTOLY, 10

1896

CONGRÈS DE GYNÉCOLOGIE, D'OBSTÉTRIQUE ET DE PÆDIATRIE

DE BORDEAUX (1895)

DE

L'ECTOPIE PELVIENNE CONGÉNITALE DU REIN

EN GYNÉCOLOGIE ET EN OBSTÉTRIQUE

Par M. GOULLIOUD, de Lyon

L'ectopie congénitale du rein est, dans les classiques, considérée comme une malformation qui ne présente qu'un intérêt de curiosité : c'est, dit-on, presque toujours sur le cadavre qu'on l'a reconnue. Le rein mobile, autrement important à cause de sa fréquence, absorbe toute l'attention. Dans quelques cas rares cependant, l'ectopie congénitale pelvienne occasionne des erreurs de diagnostic et des accidents dystociques qui méritent d'être connus.

J'ai eu l'occasion peut-être unique de rencontrer au cours d'une laparotomie un rein en ectopie pelvienne congénitale, de réformer à temps mon diagnostic, pour laisser son rein à ma malade et éviter ainsi de la priver d'un organe aussi important. Ce rein avait, à tort, été pris pour une salpingite parenchymateuse, et l'identité des signes objectifs fournis par le palper bimanuel était telle que je ne vois pas comment une semblable erreur pourrait être évitée. L'occasion, d'ailleurs, ne saurait en être assez fréquente, pour qu'il n'y ait guère plus qu'un intérêt de curiosité à joindre un nouvel article au chapitre déjà si long des affections pouvant simuler une salpingo-ovarite (1).

Il s'agissait d'une femme de trente-cinq ans, domestique, habitant le Jura, et que je voyais pour la seconde fois. Elle se plaignait de douleurs abdominales qui la gênaient dans son travail, et qui n'avaient pas été sensiblement modifiées par le traitement médical que j'avais prescrit, un an auparavant. A ces douleurs se joignait une exagération des règles. Une fois, la malade avait eu une hématurie. Les conditions indiquées ci-dessus, l'impossibilité de travailler, l'éloignement de la malade, l'insuffisance des traitements médicaux suivis, me firent proposer une intervention qui fut acceptée sans hésitation.

J'avais, d'ailleurs, constaté par le toucher vaginal et le palper bimanuel, dans la région des annexes utérines gauches, une tuméfaction d'une dureté et d'un volume tels que je n'avais pas à compter sur une résolution spontanée. Comme je l'ai dit, c'était absolument le toucher d'une salpingite interstitielle, volumineuse. A gauche et en arrière du col utérin, séparée de lui par un sillon bien net, on constatait une tumeur dure, pyriforme, immobile, qui pointait dans le cul-de-sac gauche et dont les limites postérieures se perdaient dans la direction de l'excavation sacrée. La femme était grasse. Le palper bimanuel était un peu douloureux.

Ce n'était d'ailleurs ni la sensibilité exquise d'un abcès pelvien, ni la sensation d'une collection enkystée. Je n'eus donc aucune hésitation sur la voie à suivre : ce cas n'était pas justiciable de la méthode de débridement vaginal de M. Laroyenne; c'était à la laparotomie qu'il était indiqué de s'adresser.

Après incision de l'abdomen, je cherchai d'abord les annexes du côté droit, réservant pour la fin de mon intervention la lésion supposée principale.

A droite, quelques adhérences du pavillon m'indiquant une lésion

---

(1) Dernièrement, à la Société des sciences médicales (*Lyon médical* 1895, t. LXXIX, p. 39 et 52), M. Chapuis relatait, comme trouvaille d'autopsie, une ectopie rénale pelvienne chez une petite fille et soulevait la double question des difficultés que le rein déplacé eût pu mettre au diagnostic d'une affection gynécologique ou à l'accouchement, si cette enfant avait atteint l'âge adulte. Je m'empressai de répondre à cette double question.

M. Chapuis devant faire de ce sujet l'objet de sa thèse (*Thèse de Lyon* 1895) je renvoie le lecteur à son travail, pour l'exposé complet de cette question.

inflammatoire certaine de ce côté, me décidèrent à enlever la trompe et l'ovaire. Allant ensuite à la recherche des annexes gauches, je fus fort surpris de ne pas les rencontrer. Quelle était donc la tumeur constatée avant l'opération? L'intestin retiré hors du bassin, il fut facile de constater qu'elle était développée dans le tissu cellulaire pelvien et, parmi les hypothèses permises, celle d'un kyste dermoïde ou d'une adénite pelvienne de Terrier me parurent les plus vraisemblables.

Le péritoine pelvien incisé, je commençai à décoller la tumeur incluse quand je m'arrêtai, ayant éprouvé très nettement la *sensation que donne le décollement du rein* au cours d'une autopsie. C'était la même résistance des tissus, le même bord accentué, la même facilité de décollement. Un examen attentif me confirma dans ma première impression, et le décollement partiel du rein n'ayant pu en rien compromettre sa vitalité, je le laissai et suturai le péritoine pelvien incisé.

Quant aux annexes gauches, je désespérai un moment de les trouver; car l'ectopie du rein s'accompagnait d'une *malformation considérable de la trompe*, ce qui prouvait son origine congénitale. La corne gauche de l'utérus était arrondie, comme si la trompe avait été antérieurement supprimée, et ce fut seulement en découvrant l'ovaire gauche atrophié sur la marge du détroit supérieur que je pus reconnaître le trajet de la trompe qui, rencontrant le rein dans le bassin, avait dû s'accoler à la branche horizontale du pubis pour venir se joindre au ligament rond. La trompe était atrophiée et était sous-péritonéale, ne faisant qu'une saillie insignifiante, d'où la difficulté de la retrouver. Le pavillon et l'ovaire gauches ne présentant pas de lésions inflammatoires, furent respectés et laissés en place.

La malade eut un bénéfice relatif de cette opération : ses pertes furent très diminuées du fait de la ligature de l'artère utéro-ovarienne droite et de la suppression de son principal ovaire, l'autre étant atrophié. Les règles redevinrent normales. Quant à ses douleurs, elles furent atténuées, peut-être par un repos complet de quelques semaines, mais non complètement supprimées.

L'exposé de ce fait appelle quelques courtes *considérations* concernant la coïncidence, avec l'ectopie pelvienne, d'une affection probable des reins et d'une inflammation génitale; la difficulté du diagnostic et enfin la possibilité d'accidents dystociques.

On sait que l'ectopie congénitale du rein se distingue de l'ectopie

accidentelle par la fixité du rein déplacé et par la disposition diffé-
rente de l'uretère et des vaisseaux du rein. On devra y joindre la
coïncidence d'autres malformations pelviennes. Tandis que le rein
mobile est plus fréquent à droite, c'est presque toujours à gauche
que se rencontre l'ectopie congénitale. Il est très rare qu'elle soit
bilatérale, à moins que les reins fusionnés ne se présentent sous
forme de *rein en fer à cheval* ou de *rein en gâteau* avec issue des
vaisseaux à la périphérie (Kundrat). Dans l'ectopie du rein gauche,
le rein droit est généralement à sa place normale. Les capsules
surrénales droite et gauche ont leur situation habituelle.

Dans l'ectopie congénitale, l'uretère est court et part d'un bassinet souvent antérieurement placé par rapport au rein. On sait que
le rein définitif qui n'a pas de rapport embryogénique immédiat
avec le corps de Wolff, se développe à l'extrémité du conduit rénal
primitif, qui part du conduit de Wolff, près de son abouchement
dans la partie vésicale de l'ouraque. Suivant la longueur de ce
conduit rénal primitif, le rein peut se développer à différents
niveaux, dans le pelvis, entre la vessie et le rectum, au-devant des
symphyses sacro-iliaques. Plus le rein ectopié est loin de son siège
normal, plus l'arrêt de développement s'est produit tôt, plus il est
déformé et se rapproche du type embryonnaire, et plus son ectopie
risque de se compliquer d'autres malformations.

Au lieu d'être irrigué par une artère émanant de l'aorte à son
niveau habituel, le rein congénitalement déplacé reçoit, en général,
une ou plusieurs artères des troncs artériels voisins, artères partant
de l'aorte au niveau de sa bifurcation, ou bien de l'iliaque primitive,
ou encore de l'hypogastrique ou de la sacrée moyenne. L'étude de
ces anomalies est déjà très complète dans Rayer et on trouve spécialement dans les *Bulletins de la Société anatomique* plusieurs
observations, à ce point de vue, plus complètes que la nôtre : on peut
étudier ces détails sur le cadavre; j'ai eu garde de m'en occuper au
cours de ma laparotomie.

Les veines suivent en général les artères; cependant il n'est pas
rare de voir une veine remonter le long de la veine cave et venir
s'aboucher dans la veine rénale du côté opposé ou encore dans la
veine de la capsule surrénale correspondante. Ces anomalies
s'étendent souvent au rein non déplacé.

Si l'ectopie congénitale peut ne s'accompagner d'aucun phéno-
mène subjectif anormal, il n'y a pas à s'étonner qu'il en soit autrement.

Kundrat (1) a bien montré, dans une importante étude sur les anomalies rénales, que toutes peuvent déterminer quelques accidents urinaires, tels que l'hydronéphrose fixe ou intermittente, qu'il s'agisse d'ectopie de l'organe, d'implantation oblique de l'uretère ou même simplement de situation anormale des artères rénales, pouvant gêner le cours de l'urine, à l'origine de l'uretère.

Nové-Josserand (2) a publié un cas de rein congénitalement déplacé, observé longtemps par M. le professeur Poncet, qui était resté douloureux pendant sept ans, malgré l'absence de graviers et l'absence d'hydronéphrose intermittente. Ces reins en ectopie subissent peut-être aussi des glissements secondaires, d'où l'apparition tardive de douleurs à leur niveau, à la suite d'efforts, d'accouchements, etc.

Rayer (3) a étudié leur pathologie et cite, entre autres cas, celui de Drouin, concernant une jeune fille de dix-sept ans qui présenta, à l'autopsie, un rein pesant une livre et demie, et renfermant huit pierres volumineuses dans son intérieur.

Pothérat (4), dans un cas d'ectopie congénitale des deux reins, a trouvé le rein droit en grande partie détruit par une dégénérescence kystique, sans altération macroscopique de l'uretère.

Notre malade a souffert, plus à droite qu'à gauche, de douleurs qui paraissent avoir eu le rein comme point de départ. Elle a eu une hématurie et de l'albuminerie passagère.

Les *malformations des organes génitaux* peuvent coïncider avec l'ectopie congénitale, comme avec d'autres anomalies graves de la vessie ou de l'uretère. Dans notre cas, l'utérus était en latéro-position droite très accentuée; l'angle gauche du fond de l'utérus était arrondi et ne se continuait avec aucune trompe apparente. L'ovaire et la trompe étaient, au contraire, portés très en dehors à gauche sur la marge du bassin, comme séparés de l'utérus par l'interposition du rein. Ils étaient très peu développés. Au pavillon tubaire faisait suite une trompe mince, effilée, très allongée, qui semblait suivre la branche innominée, puis la branche horizontale du pubis, pour venir s'accoler au ligament rond. La dernière partie

---

(1) Kundrat. *Soc. I. R. des médecins de Vienne*, 15 et 22 janvier 1886. S. M. 1886.
(2) Nové-Josserand. *Lyon médical*, 28 février 1892.
(3) Rayer. *Traité des maladies des reins*, 1839, t. III, p. 773.
(4) Potherat et Mordret. *Société anatomique*, 11 janvier 1889.

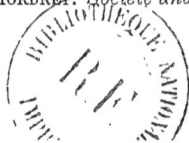

de son trajet, sous-péritonéale, ne put être suivie jusqu'à l'utérus.

Cette disposition rappelle beaucoup celle que Schröder a donnée d'un utérus unicorne, disposition reproduite dans le *Traité de gynécologie* de Pozzi. Mais il m'est impossible de dire si la trompe atrophiée comme volume, mais très allongée, se continuait par un trajet anormal jusqu'à l'utérus, ou si elle lui était rattachée seulement par un faisceau de tissu fibreux comme dans le cas de Schröder. Il est manifeste que la présence du rein dans le bassin a troublé l'évolution du canal de Müller du côté gauche. Semblables arrêts de développement ont été observés par Luton, Kussmaul, Boyd, Braxton-Hicks, Secheyron.

Le *diagnostic* d'une semblable et aussi complexe anomalie me semble bien difficile, et quand j'examinai de nouveau ma malade guérie de sa laparotomie, je ne pus découvrir aucun signe permettant de différencier d'une salpingite interstitielle volumineuse cette extrémité du rein, pointant dans le vagin, en arrière près du col. Le rein mobile, quand il était peu connu, a pu donner lieu à de nombreuses méprises analogues, mais il ne saurait en être de même aujourd'hui; sa mobilité surtout permet de le reconnaître. Mais un rein en ectopie congénitale est fixe, souvent déformé, et il est bien plus éloigné de son siège normal. Quelques troubles urinaires, une hématurie, dans les anamnestiques, étaient insuffisants en face de la netteté des signes objectifs trompeurs, fournis par le palper bimanuel.

Si nous n'avons pas fait notre diagnostic avant d'intervenir, nous eûmes du moins le bonheur de le faire au cours de notre laparotomie et avant d'avoir compromis en rien les fonctions du rein. D'autres chirurgiens ont été moins heureux. Mundé (1), ayant cru aussi à une salpingo-ovarite, ne reconnut le rein qu'après l'avoir décortiqué et dut terminer par une néphrectomie.

O. Meyer (2) ne reconnut son erreur qu'après avoir enlevé un fragment du rein unique ectopié et tubéreux. Une blessure inopinée d'un prolongement anormal du bassinet fut la cause d'une anurie qui amena la mort. Cette troisième laparotomie pour ectopie rénale

---

(1) MUNDÉ. *New-York méd. J.*, 21 juillet 1888. — *Répertoire univ. d'obst. et de gyn.* 1889, p. 39.

(2) O. MEYER. *In Uber congenitale Lage und Bildungsanomalien der Nieren.*— Georg. STRUBE. *Archiv. für pathol. anat. und phys.*, 1894, p. 227.

ne concernait pas une femme, mais un homme chez qui on avait diagnostiqué un sarcome du testicule intra-abdominal. Mais le fait reste un enseignement utile pour les gynécologistes.

Nous avons trouvé signalé, sans pouvoir le retrouver, un cas de Broca et Caudmont où le rein, situé au devant de l'angle sacrovertébral, et devenu le siège d'un abcès, fut ponctionné comme une simple collection purulente.

Au *point de vue obstétrical*, notre observation montre que l'accouchement peut ne pas être modifié par la présence du rein dans le bassin : notre malade eut un accouchement à terme, spontané, qui ne fut pas particulièrement long. Mais il n'en a pas toujours été ainsi : dans nos recherches bibliographiques limitées, nous avons trouvé plusieurs observations très intéressantes à ce point de vue.

L'une, ancienne, de Hohl (1), concerne une femme qui eut deux accouchements un peu anormaux qui cependant se terminèrent spontanément après un moment d'arrêt. Pendant celui-ci, chaque contraction provoquait des douleurs vives dans le côté gauche du bassin et faisait proéminer, sous la tête fœtale, une tumeur qui disparaissait ensuite.

Une autre observation, récente, appartient à Albers-Schönberg (2). Une femme, qui deux fois avait accouché normalement, présenta à son troisième accouchement, après des douleurs expulsives violentes, un arrêt du travail et du collapsus, du fait d'une déchirure utérine qui amena la mort.

Dans les deux cas, ce fut à l'autopsie que l'ectopie pelvienne du rein fut reconnue.

L'auteur explique par une différence de position le fait de l'évolution normale des deux premiers accouchements et de la terminaison funeste du troisième. Le rein avait deux centimètres d'épaisseur et se trouvait au niveau du détroit supérieur. Il pouvait donc diminuer d'autant le diamètre oblique droit. Si la tête s'engageait suivant ce diamètre, elle pouvait être arrêtée, tandis qu'elle avait pu, dans un autre accouchement, évoluer facilement dans l'autre diamètre oblique.

Il est probable que, quand le rein est situé plus bas, dans l'excavation, il peut, d'autre part, être suffisamment refoulé dans les parties molles, spécialement au niveau de l'échancrure sciatique.

---

(1) Hohl. *In archiv. für anatomie und physiologie*, 1828, p. 187.
(2) Albers-Schönberg. *Centralblatt für Gyn.*, 1894, n° 48, p. 1223.

En *résumé*, un rein en ectopie pelvienne congénitale peut simuler, à s'y méprendre, une salpingite interstitielle ou d'autres tumeurs; s'il laisse le plus souvent l'accouchement évoluer normalement, il peut être une cause de dystocie et occasionner des accidents graves.

OBSERVATION. — *Rein en ectopie pelvienne congénitale, pris pour une salpingite interstitielle. Malformation de la trompe.*

La femme B..., de Poligny, âgée de trente-cinq ans, se présente à mon examen le 29 octobre 1892. A cette époque, je note le diagnostic probable de salpingo-ovarite et je prescris le traitement médical ordinaire de cette affection.

Le 1er décembre 1893, donc un an après, Mme B... revient se plaignant plus vivement de souffrir du ventre et des reins, de faire péniblement son service de domestique, de perdre ses forces et d'être obligée, presque chaque jour, de s'aliter un moment.

Elle a eu un enfant, il y a treize ans; puis une fausse couche, il y a cinq ans. Son mari est mort d'une affection pulmonaire et elle craint d'être atteinte de la même affection.

Elle raconte que si elle souffre un peu depuis sa fausse couche, c'est surtout depuis le mois de février que ses douleurs ont augmenté. A cette époque, elle semble avoir eu une colique néphrétique, douleurs très vives dans le flanc droit, l'obligeant à s'aliter trois jours; pissement de sang. Application de ventouses scarifiées sur le flanc droit. Il n'y a guère que deux ou trois mois qu'elle souffrirait aussi à gauche, mais moins vivement.

A mon examen, le rein droit n'est pas perceptible. Le cathétérisme vésical ne révèle pas de calcul, urine claire, renfermant un léger nuage d'albumine (qu'on n'a pas retrouvé à d'autres examens).

Règles très prolongées, abondantes et douloureuses.

Au palper bimanuel, à gauche, on sent de suite, un peu adhérente à la paroi pelvienne, une masse à surface lisse, arrondie: c'est l'extrémité d'une tuméfaction du volume d'un œuf environ. A droite, on sent mal les annexes, parce que l'utérus est entraîné et fixé de ce côté. Par le toucher rectal, on atteint les annexes droites, adhérentes, douloureuses, au-dessus du ligament utéro-sacré.

Diagnostic : affection des reins et salpingite double.

Laparotomie, le 4 décembre 1893, à la maison de santé de Sainte-Marthe. Je trouve l'utérus très incliné à droite. Brides filamenteuses au pavillon, indiquant une affection inflammatoire de la trompe, ablation des annexes droites. Je cherche les annexes gauches, mais je trouve l'angle de l'utérus lisse et arrondi; pas de trompe, ni d'ovaire. Je sens la tumeur indurée, antérieurement perçue à gauche, tout à fait en dehors contre la paroi pelvienne, éloignée de l'utérus.

Les anses intestinales sorties dans une compresse aseptique, je constate que la tumeur est recouverte par le péritoine pelvien. Petit coup de ciseau sur le péritoine, discision digitale. Je reconnais le rein, sa consistance, sa facilité de décortication dans son atmosphère celluleuse, son bord excentrique, son hile. Il ne paraît pas d'un volume exagéré. Je crois sage de le laisser et fais trois points de suture au catgut sur le péritoine déchiré qui le recouvre.

Je cherche de nouveau les annexes gauches et je crois un moment qu'elles n'existent pas; puis je les découvre plaquées contre la paroi pelvienne en haut et en dehors, mais surtout plus haut situées que le rein. La trompe a, avec le détroit supérieur, les mêmes rapports qu'a normalement l'appendice iléo-cœcal; ovaire d'aspect ratatiné; pavillon tubaire libre. La trompe doit être très longue; elle paraît absolument séparée de l'utérus. Il est probable qu'elle va à cet organe par un très long circuit, en suivant la paroi antérieure de l'excavation. Il n'y a pas de ligament large gauche. Je laisse trompe et ovaire, puisqu'ils ne présentent pas trace de lésions inflammatoires.

Il s'agit manifestement d'une ectopie congénitale du rein et d'une malformation secondaire de la trompe.

Suites immédiates absolument simples.

Un examen d'urine, fait par M. Baron, n'a révélé ni sucre, ni albumine, ni pigment biliaire; 23 grammes d'urée en vingt-quatre heures. Dépôt floconneux montrant quelques leucocytes, des cellules épithéliales; et, à un essai sur trois, quelques cylindres granuleux.

D'après des nouvelles reçues, le 18 mars et le 27 octobre 1894, il y aurait une amélioration de quelques symptômes douloureux que la malade attribua à ses organes pelviens, matrice ou ovaire. Les règles, jadis très exagérées comme durée et abondance, sont devenues normales et tendent à s'espacer.

Quant aux crises lombaires du côté droit, elles reparaissent de temps en temps, à peu près tous les mois. Elles durent un jour ou deux. Quelquefois une anurie passagère a été suivie d'une abondante diurèse. Régime lacté mitigé.

Dernières nouvelles, reçues, le 3 avril 1895 et dues à l'obligeance du docteur Légerot : l'état de la malade s'est peu modifié, cependant les crises douloureuses du côté droit n'ont pas reparu, depuis trois mois. Ni albumine, ni dépôt; ce qui permettrait de croire que l'état du rein s'est amélioré. État général satisfaisant.

D'après les renseignements fournis par la malade, son accouchement a été normal : « Les grandes douleurs ont duré quatre ou cinq heures ». Pas d'intervention.

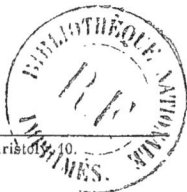

16806. — Bordeaux. — Imp. G. DELMAS, rue Saint-Christoly, 10.

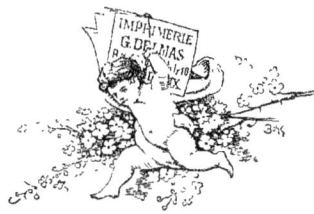

IMPRIMERIE
G. DELMAS

www.ingramcontent.com/pod-product-compliance
Lightning Source LLC
Chambersburg PA
CBHW050445210326
41520CB00019B/6071